CANCER

TUMEURS EXTERNES ET INTERNES

CONSEILS ET QUESTIONNAIRE

A L'USAGE DES MALADES

TRAITEMENT HYGIÉNIQUE

AVEC OU SANS OPÉRATION

PAR LE

DOCTEUR G. MULLER

PRIX : 50 CENTIMES, LE PORT EN SUS

PARIS

F. DEVÈZE, ÉDITEUR

27, RUE MONGE, 27

1875

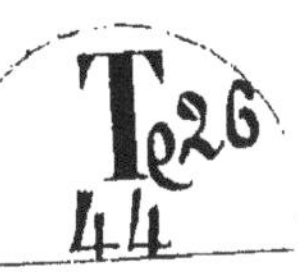

CANCER

TUMEURS EXTERNES ET INTERNES

CANCER

TUMEURS EXTERNES ET INTERNES

CONSEILS ET QUESTIONNAIRE

A L'USAGE DES MALADES

PAR LE

DOCTEUR G. MULLER

PARIS
F. DEVÈZE, ÉDITEUR
27, RUE MONGE, 27

1875

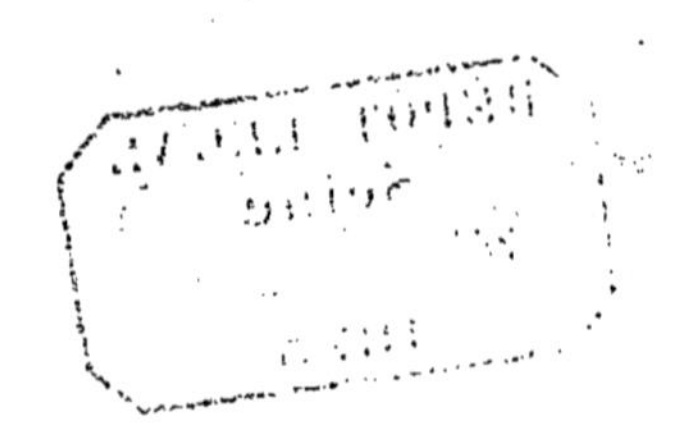

NOTE DE L'ÉDITEUR

Le charlatanisme parisien a tendu tant de piéges à la crédulité publique ; nous avons été tellement victime de ses annonces mensongères, dans la personne d'un membre de notre famille, que c'est un vrai bonheur à nous d'offrir à nos lecteurs un exposé de l'état actuel de la science, en même temps qne nos bons offices pour le choix d'un chirurgien et des médicaments les plus sûrement éprouvés. A quiconque nous en exprimera le désir, nous promettons d'utiliser les relations du docteur Müller avec le personnel chirurgical des hôpitaux de Paris. Pour recevoir les indications nécessaires, il suffira de joindre à sa lettre un timbre-poste destiné à l'affranchissement de la réponse.

Quant aux médicaments, ils seront envoyés par nous sans autre augmentation de prix que les frais de transport.

Etre utile, arracher au charlatanisme autant de victimes que possible, telle est notre unique désir, et telle est aussi la seule récompense que nous rêvions, pour notre concours absolument désintéressé, puisque nous n'avons pas l'honneur d'être médecin et que le docteur Müller se repose dans l'étude des fatigues d'une longue pratique.

F. DEVÈZE.

CANCER

TUMEURS EXTERNES ET INTERNES

Sur la foi d'annonces mensongères ou à double entente, on voit accourir à Paris, de tous les points de la France, un très grand nombre de malades qui croient au traitement et même à la curabilité du Cancer et de toutes sortes de tumeurs *sans opération.*

Notre but, en écrivant ces lignes, que nous voudrions voir passer sous les yeux de quiconque est affligé de la plus terrible des infirmités, est de détruire ce préjugé funeste, en opposant aux fallacieuses promesses du charlatanisme la réalité même de ses procédés en regard des pratiques vraiment scientifiques.

Écoutez les commères, et vous poursuivrez avec des pommades et des emplâtres prétendus fondants, la résolution des tumeurs,

Mais ceci n'a que l'inconvénient — extrêmement grave et souvent irréparable d'ailleurs, — de laisser au mal le temps de prendre racine et de se développer plus ou moins rapidement.

Si, au contraire, la terreur du bistouri vous précipite dans les filets du charlatanisme, vous apprenez bien vite à vos dépens que vous n'avez évité le fer que pour tomber dans le feu ; car le fer et le feu sont les seuls moyens de destruction que la nature et l'art aient mis au service de l'homme contre le cancer et les tumeurs malignes.

Visant exclusivement les malades qui, suivant leur langage, préfèreraient la mort à une opération faite avec l'instrument tranchant, nous passerons sous silence toute intervention chirurgicale avec le bistouri.

Mais nous prions qu'on lise attentivement l'exposé qui suit des diverses méthodes de traitement appliquées aux cancers ulcérés ou non ulcérés, ainsi qu'aux tumeurs de mauvaise nature qui se développent à la surface et à l'intérieur du corps.

Ce qui, pour en revenir à ce que nous disions tout à l'heure de l'alternative où l'on est d'employer le fer ou le feu, nous conduit à diviser notre sujet de la manière suivante :

1° Opérations par le feu ou par la cautérisation ;

2° Opérations par le fer ou par l'écrasement linéaire et le serre-nœud ;

3° Opérations par la galvano-caustique thermique, ou par le fer et le feu combinés.

I

Il y a trois manières d'attaquer une tumeur cancéreuse par les caustiques :

1° Par la cautérisation en nappe, c'est-à-dire en cherchant à détruire la tumeur, de dehors en dedans, couche par couche, jusqu'à son point d'implantation.

Quel que soit le volume de la tumeur, on recouvre celle-ci d'une pâte caustique toujours la même et connue de tous, — la pâte de Canquoin, — et l'on attend deux jours l'effet de cette première application. La peau et le tissu cellulaire, qui lui est immédiatement attenant, ainsi brûlés, cette première couche est enlevée à l'aide d'un bistouri. On procède ensuite à une seconde application suivie de la même opération ; ainsi de suite jusqu'à concurrence de 6 à 10 applications successives, suivant l'épaisseur de la tumeur.

Il n'est pas rare, même après une dizaine d'opérations de ce genre, de se trouver en face de bourgeons ou restes de tumeur, qui font saillie sur la plaie, et qui nécessitent de nouvelles applications caustiques.

Comme chacun peut maintenant s'en rendre compte, ce mode de traitement n'offre que des inconvénients et de graves dangers. Entre chaque *application* et ce qu'on entend communément par *opération*, il n'y a d'autre différence que celle-ci : à savoir qu'une *opération* proprement dite ne dure que des minutes, un quart d'heure, une demi-heure au plus, tandis qu'à partir de la première application caustique, le patient est voué à des souffrances permanentes atroces, avec perte complète du sommeil pendant vingt à trente jours, et souvent plus. Remarquez, au surplus, que, dans une opération ordinaire, le chloroforme supprime la douleur, tandis que son usage, ainsi que celui de l'opium et des autres calmants, est incompatible avec la cautérisation en nappe.

Si celle-ci a été pratiquée sur un sein, — cas le plus ordinaire, — la malade est condamnée à garder dans son lit la position horizontale. Impossible, pendant la durée du traitement, dont la moyenne est de trois mois, de se coucher sur le côté. Le bras correspondant au mal est le siége de douleurs atroces, qui se propagent souvent au membre inférieur, et qui sont suivies, en certains cas, de paralysie. Localement, il n'est pas rare de voir autour de la tumeur, le caustique fuser dans les tissus sains et y produire une violente inflammation, suivie d'abcès très douloureux. Comme il est toujours extrêmement difficile, sinon impossible, de limiter l'action d'un caustique, qu'il soit liquide ou solide, il arrive encore que le but est souvent dépassé, et que, la dernière escarre tombée, on se trouve en face de côtes brûlées et même de perforations de la poitrine. Nous pourrions nommer ici une malade qui a été victime de ces deux accidents, dont, après un an de traitement, la plaie n'est pas cicatrisée, et chez qui le trajet fistuleux, ouvert par le caustique entre deux côtes jusqu'au poumon, persiste encore et ne tend pas à se fermer.

Ce n'est pas tout : telle est la violence de cette méthode de traitement, que chez des malades nerveuses ou affaiblies, la mort survient au cours du traitement comme par une sorte de foudroiement.

Aussi la cautérisation en nappe est-elle depuis longtemps abandonnée par tous les chirurgiens, et serait-elle tout à fait oubliée, si feu Cabaret ne s'était avisé de la ressusciter, et si elle n'était continuée dans une maison de santé qui porte encore son nom, comme nous l'apprend la quatrième page des journaux.

2° Nous dirons peu de chose de la cautérisation *circulaire*, qui consiste à appliquer, autour de la base de la tumeur, comme un ruban de pâte caustique. L'application devant être renouvelée, cette méthode a été reconnue aussi mauvaise que la précédente.

3° La *cautérisation en flèches*, imaginée par M. Maisonneuve, présente, en certains cas, de réels avantages. Mais elle exige l'ouverture de la peau au moyen du bistouri, pour donner passage aux flèches, et puis elle n'est guère applicable qu'aux tumeurs non adhérentes, de petit ou moyen volume, et surtout pédiculisables ou pédiculisées. Méthode d'exception et qui exige une habileté fort rare chez le chirurgien. De sorte que l'on peut dire, en thèse générale :

Envisagée comme moyen de destruction des tumeurs cancéreuses, la cautérisation a le triple inconvénient de prolonger le traitement au détriment de la santé et de la bourse des malades ; d'entraîner des souffrances atroces qui l'ont fait qualifier de procédé barbare ; d'occasionner les accidents les plus graves, des infirmités irrémédiables et jusqu'à la mort.

Ajoutons que cette méthode est absolument antiscientifique, en ce sens que, par la destruction des tissus malades, elle supprime, pour ainsi dire, le corps du délit, et place ainsi le chirurgien dans l'impossibilité de savoir à quelle nature de tumeur il a affaire. D'où il suit que, en l'employant, on se prive du droit de lui attribuer des guérisons, dont l'importance et la signification ne pourraient être établies que par l'examen histologique.

Il y a tumeurs et tumeurs, comme il y a fagots et fagots : les unes curables, les autres absolument incurables.

Nous n'en dirons pas de même des divers caustiques liquides affectés au pansement des plaies de mauvaise nature et des ulcères cancéreux. Habilement choisis et maniés, l'acide nitrique, le nitrate acide de mercure, l'acide phénique, etc., etc., ne tardent pas à modifier l'ulcération, à ralentir, à arrêter son développement, et même, surtout pour les affections cancroïdales, à amener la cicatrisation. Mais ceci n'est pas le fait des charlatans, dont le métier consiste à n'user que d'un moyen pour tous les maux, et à environner de mystère les pratiques les plus banales et lesplus démodées.

II

L'écrasement linéaire est une opération qui s'exécute au moyen d'un serre-nœud en fil de fer ou d'une chaîne en acier. On embrasse la base de la tumeur avec l'un ou avec l'autre, et, par un système de compression exercé sur les tissus, en une ou quelques minutes, on détache, pour ainsi dire, la tumeur, comme on ferait d'un fruit mûr, et sans la moindre effusion de sang.

Cette méthode opératoire n'est applicable qu'aux tumeurs non adhérentes, qu'on peut soulever et pédiculiser. Quand la tumeur est d'un petit volume, elle tombe si vite sous l'action du serre-nœud ou de l'écraseur, qu'il serait inutile de recourir à l'anesthésie. Mais, dans la majorité des cas, il est nécessaire d'endormir le patient, pour lui épargner des douleurs vraiment violentes.

III

La galvano-caustique thermique réalise la combinaison du fer et du feu appliqués à l'ablation des tumeurs. Au lieu d'un serre-nœud on a, ici, une anse de platine enserrant la base de la tumeur, et qui, chauffée par un courant électrique, en divise lentement les tissus en les cautérisant. Cette méthode offre les avantages des méthodes précédentes sans en avoir les inconvénients. Pas d'effusion de sang ; une seule séance suffit, séance dont la durée varie entre quelques minutes et une demi-heure au plus, suivant le volume de la tumeur ou l'étendue de son implantation. Il ne reste plus ensuite qu'à attendre la chute de l'escarre et à continuer le traitement par voie de suppuration. Nous avons été mis en demeure de voir plusieurs personnes dont la guérison se maintient depuis 6, 5, 4 et 3 ans, bien que l'examen histologique des tumeurs n'eût pas laissé le moindre doute sur leur nature cancéreuse.

Il va sans dire que ces opérés ont été soumis à un traitement dépuratif, qu'ils continuent encore.

IV

De ce rapide exposé des procédés en usage dans le traitement des affections cancéreuses ou autres — car toutes les tumeurs ne sont pas, grâce à Dieu! de mauvaise nature — chacun a déjà conclu avec nous et avec tous les hommes de l'art vraiment dignes de ce nom :

Que, pour les malades qui ne sauraient accepter le bistouri et qui ne voudraient point perdre une goutte de sang, il n'y a que deux méthodes opératoires répondant à leur susceptibilité, grâce à l'anesthésie ou à l'emploi du chloroforme :

L'écrasement linéaire ;

Ou la galvano-caustique thermique :

Seuls procédés scientifiques, humains, exempts de tout danger, expéditifs, et, par suite, économiques pour toutes les bourses.

V

TUMEURS INTERNES

Ecrivant pour les gens du monde, nous nous croyons tenu à une réserve extrême sur des particularités qui s'offrent ici à notre esprit.

Qu'il nous suffise de dire que bon nombre d'engorgements, de tumeurs, accessibles par les voies naturelles, sont tributaires de l'écrasement linéaire et de la galvano-caustique thermique.

Quant à celles qui, par leur siége dans les parties supérieures et latérales du ventre, se dérobent à la vue et au toucher direct, il faut bien qu'on sache que les progrès de l'art permettent aujourd'hui de les atteindre sûrement et de sauver ainsi des malades qu'on abandonnait naguère encore à leur triste sort. L'opération césarienne n'est plus qu'un jeu d'enfant à côté des opérations qui se pratiquent, avec le plus grand succès, dans toute l'étendue de la cavité abdominale. Il est peu de tumeurs internes qu'on ne puisse en extraire en toute sécurité. Donc avis aux personnes qui en sont affligées, et que cette bonne nouvelle leur inspire l'heureuse détermination de rechercher une guérison regardée à tort comme impossible.

Avant tout, c'est une question d'âge. Jusqu'à 50 et 55 ans, la proportion des succès est de 75 pour 100. A partir de 55 ans, des guérisons ont été obtenues ; mais l'expérience a démontré que les chances vont diminuant de plus en plus jusqu'à 65 ans, limite extrême qui n'a été encore, croyons-nous, dépassée par aucun chirurgien.

VI

CONSEILS

Toutes les tumeurs réputées cancéreuses ne le sont pas, et, parmi les tumeurs cancéreuses, il faut distinguer celles qu'on appelle acquises ou accidentelles, et celles qui sont propres à une famille ou héréditaires. Les premières sont curables ; les autres ne le sont pas. Tout ce qu'on peut faire contre celles-ci c'est d'en retarder le développement et d'en amoindrir les ravages. Les affections cancéreuses accidentelles, au contraire, telles que les ulcères, les fongus, les squirrhes, etc., etc., sont susceptibles de guérison, à une condition cependant : c'est qu'on ne leur laisse pas le temps d'infecter l'économie. Plus on se hâtera de les détruire sur place et de soumettre le malade à un traitement dépuratif, plus on aura de chances de succès. Aussitôt donc que, à la suite d'un choc sur le sein ou sur tout autre organe, pour une cause quelconque connue ou inconnue, on s'apercevra de l'existence d'une induration avec ou sans ulcération, le mieux sera de considérer ce phénomène comme le germe d'un cancer et d'agir en conséquence. Pourquoi tant de victimes de cette terrible maladie? Parce que l'on se borne généralement, pendant des mois et des années, à poursuivre la résolution d'une tumeur avec de prétendus fondants, et la cicatrisation des ulcères avec des topiques choisis sans discernement. Cet ordre de maladies étant de nature essentiellement parasitaire, qu'attendre d'emplâtres, de pommades, de poudres, de liquides, dépourvus de toute action sur des organismes microscopiques dont le fer et le feu ont si difficilement raison?

On ne saurait trop le répéter :

La guérison d'une foule d'affections cancéreuses ne dépend que du moment où on les traite. Prise au début, une tumeur, pas plus qu'une ulcération, ne résistera à un traitement scientifique. Plus on s'éloigne de cette première période, plus les chances de guérison diminuent.

VII

QUESTIONNAIRE

La plupart des malades incurables ou qui se sont placés dans les conditions les plus aléatoires de guérison venant demander aux notabilités chirurgicales parisiennes le secours de leur expérience, — nous ne parlons pas des maisons de santé et autres lieux où le charlatanisme exploite l'ignorance et la naïveté :

Voici le questionnaire auquel, avant de prendre le chemin de la capitale, chaque malade devrait répondre :

I. — Questionnaire à l'usage des hommes.

Quel est le siége du mal ?

Depuis quand en avez-vous constaté l'existence ?

S'est-il développé rapidement ?

Qu'éprouvez-vous en ce moment ?

Votre âge ?

Vos maladies antérieures ?

Y a-t-il dans votre famille des antécédents de ce genre ?

Si vous êtes marié, comment se portent vos enfants ?

II. — Questionnaire à l'usage des femmes.

A quel âge êtes-vous devenue jeune fille ?

A quel âge vous êtes-vous mariée ?

Avez-vous eu des enfants ?

Les avez-vous nourris, ou non ?

Dans l'un ou l'autre cas, qu'avez-vous fait contre la sécrétion du lait ? L'avez-vous bien *perdu*, après la montée ou après le sevrage ?

Vous est-il resté quelque engorgemeat dans le sein ?

Avez-vous eu des abcès ?

Avez-vous reçu quelque coup sur le sein?

Si votre mal est ailleurs, que s'est-il passé dans vos accouchements ?

Avez-vous eu besoin des fers ?

En tout cas, s'il s'agit d'une tumeur ou d'un engorgement, à quelle date remonte son apparition ?

Le développement en a-t-il été rapide?

Qu'y ressentez-vous ?

Des douleurs sourdes et intermittentes ?

Des élancements plus ou moins fréquents?

De la pesanteur ?

Quelle est la coloration de la peau ?

Et, s'il s'agit d'ulcérations, quelle en est la forme?

La teinte?

La suppuration est-elle abondante ?

Quelles en sont la couleur et l'odeur ?

Détail d'une importance capitale : Au voisinage de la tumeur, ou sur une partie plus ou moins éloignée, existe-t-il des ganglions ?

Nous n'engageons aucun malade à venir à Paris, avant d'avoir fait choix d'un chirurgien accrédité, et avant d'avoir envoyé à ce chirurgien la réponse au questionnaire ci-dessus. Suivant la nature des renseignements qui seront fournis par le malade ou la malade, le chirurgien décidera si le déplacement de celui-ci ou de celle-là est utile ; s'il y a lieu ou non d'opérer, et, vu l'opportunité d'une opération, s'il est préférable de la pratiquer sur place, ou s'il est indifférent de la pratiquer à Paris.

Quant aux maisons de santé où les annonces des journaux entraînent tant de victimes, nous ne dirons que ceci :

Exigez l'exposé de la méthode de traitement qu'on y emploie, l'envoi du prospectus ou programme où les conditions de la pension sont spécifiées ; et le coût du traitement qui se paie en sus.

Vous verrez alors ce que c'est qu'un traitement dit *sans opération*, sans l'avoir appris à vos dépens, comme tant de malades moins heureux que vous, et qui sont d'autant plus à plaindre qu'ils ont été victimes de leur ignorance et de leur bonne foi.

A bon entendeur, salut !

TRAITEMENT HYGIÉNIQUE

DES TUMEURS ET ENGORGEMENTS NAISSANTS

DES ULCÈRES ET DES CANCROÏDES

Par l'usage combiné de Plantes indigènes et exotiques

Ce nouveau traitement comprend :

1° Un régime dont les végétaux de la saison forment la base journalière, sous forme de fruits, salades et légumes frais ;

2° Un purgatif par semaine, sur ordonnance du médecin ordinaire, mais choisi dans la catégorie des purgatifs dits rafraîchissants ;

3° La graine de ciguë, aux doses indiquées par le médecin ordinaire et par la notice qui accompagnera chaque boîte d'envoi ;

4° La *Mongoline*, liqueur composée avec des plantes dont l'usage habituel a créé et maintient, au profit des populations de l'Orient, une immunité constatée par nos missionnaires et par des médecins anglais, eu égard à l'extension croissante, en Europe, des affections cancéreuses ;

5° Les *Sachets végétaux*, qui sont composés d'une série éprouvée de plantes indigènes.

Au début de toute tumeur suspecte, comme pour le pansement des ulcères et des cancroïdes, ce traitement, rigoureusement suivi, est le seul qui puisse mettre à l'abri d'une opération et de l'infection cancéreuse.

Il a, au surplus, sur les médications *prétendues spécifiques*, l'avantage de rester sous la surveillance du médecin ordinaire, lorsque le malade ne veut ou ne peut se déplacer.

Paris-Vaugirard. — Typ. N. Blanpain, 7, rue Jeanne.

www.ingramcontent.com/pod-product-compliance
Ingram Content Group UK Ltd.
Pitfield, Milton Keynes, MK11 3LW, UK
UKHW020442220726
13923UKWH00005B/2291